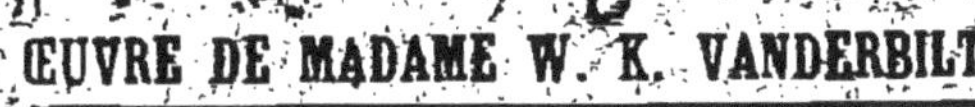
ŒUVRE DE MADAME W. K. VANDERBILT

La Goutte de Lait

ET LA

Consultation des Nourrissons

A L'HOPITAL-DISPENSAIRE

de la Rue Léonard-de-Vinci

FONCTIONNEMENT ET RÉSULTATS

des Années 1905-1906-1907

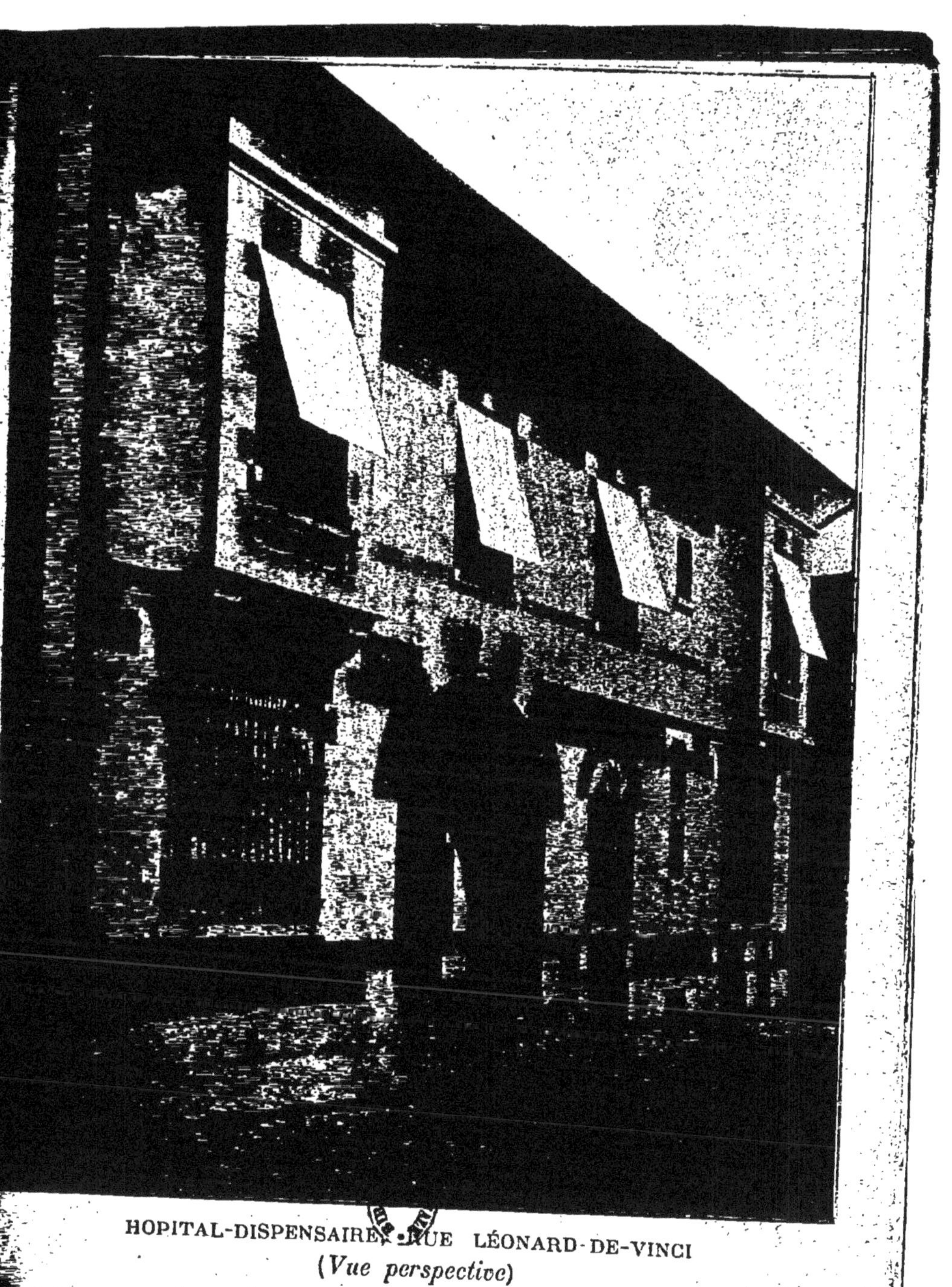

HOPITAL-DISPENSAIRE, RUE LÉONARD-DE-VINCI
(*Vue perspective*)

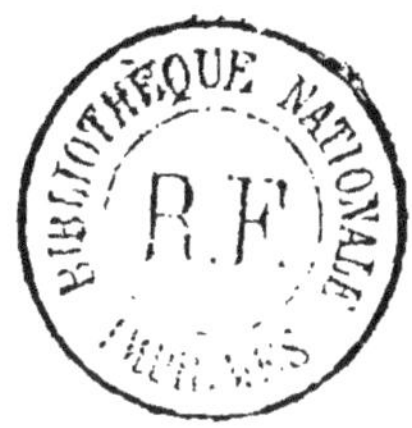

« *La sollicitude pour l'enfance est un signe de vraie civilisation.* »

La Goutte de Lait est, en réalité, la surveillance médicale des enfants du premier âge.

C'est une école des mères, une école d'allaitement au sein et une direction de l'allaitement artificiel par le lait stérilisé, quand le lait maternel est insuffisant ou fait défaut.

Grâce à des méthodes ordonnées, on peut utilement concourir à la protection et au salut de l'enfance et économiser beaucoup d'existences chez un peuple qui se dépeuple.

Dr Georges GAUTIER.

PARIS, Janvier 1908.

AVANT-PROPOS

Malgré tout ce que l'on peut faire, il y aura toujours, surtout dans les classes pauvres et ouvrières, des enfants que leur mère ne pourra nourrir au sein.

On est donc obligé, pour les élever, de recourir à l'allaitement artificiel, malgré les dangers qu'il a souvent présentés. Les risques de mort pour ces petits déshérités sont en effet au moins de quatre ou cinq fois plus élevés que pour les nourrissons qui ont l'allaitement maternel. Le plus souvent, ils sont emportés par des maladies des voies digestives soit qu'ils reçoivent du mauvais lait ou une alimentation défectueuse.

C'est pour obvier à ces dangers, pour diminuer la mortalité infantile qu'il faut donner aux mères tous les conseils nécessaires, toutes les leçons possibles sur la façon dont on doit alimenter les jeunes enfants et leur appliquer une hygiène rationnelle ; enfin qu'il faut leur distribuer un lait pur, stérilisé, dans le cas où leur lait est insuffisant pour élever leur enfant. « Tel est le but des Gouttes de Lait. »

Sans doute nous savons que l'idéal, pour l'enfant nouveau-né, est de pouvoir bénéficier du sein de sa mère et de rester près d'elle ; car l'élevage maternel est le plus puissant préservatif de l'existence des nourrissons. Mais quand on peut observer ce qui se passe dans la classe pauvre et ouvrière, on ne tarde pas à s'apercevoir que cet idéal n'est malheureusement pas souvent atteint. Presque toutes les mères auraient le désir de donner le sein à leurs enfants ; mais les maladies, les privations de toute sorte tarissent leur lait, et bien plus, les nécessités impérieuses de la vie sociale s'opposent souvent à l'allaitement maternel.

Combien de femmes, en effet, sont obligées de gagner leur vie au dehors et se voient ainsi dans l'impossibilité d'allaiter leur progéniture et quelquefois même dans l'obligation de l'éloigner du logis familial !

D'autres fois c'est la grande misère sous toutes ses formes qui règne. La mère vit avec son nourrisson dans un taudis sans air, le plus souvent rempli d'enfants de tous les âges qui n'ont que cette seule pièce pour se livrer à leurs ébats. Le maigre salaire du père et de la mère est à peine suffisant pour faire face aux dépenses forcées du ménage (paiement du loyer, habillement). Il faut donc faire des économies sur la nourriture et l'alimentation de la mère devient ainsi le plus souvent insuffisante. Elle a cependant grand besoin de réparer les forces que lui ont enlevées des grossesses successives. Dès le septième ou huitième jour de son accouchement — quelquefois avant — elle a déjà repris sa dure besogne et c'est alors que peuvent survenir des accidents tels qu'hémorragies, abcès, phlébite, etc., qui ne tardent pas à diminuer la sécrétion lactée.

Il faudrait voir en France, ainsi que cela existe en Italie, une loi prescrivant de n'admettre dans les ateliers ou à l'usine les femmes accouchées qu'un mois après leur délivrance. Mais l'Etat, voyant dans ce repos obligatoire une allocation d'indemnité à la mère, préfère passer sous silence un projet de loi aussi humanitaire.

Enfin parmi les mères qui peuvent allaiter et qui sont douées de la meilleure volonté pour élever leur bébé, la plupart ne songent point que les repas de cet enfant, à l'estomac minuscule, doivent être réglés avec un soin minutieux. Le plus souvent l'enfant tète tant qu'il en a envie. Pour l'empêcher de crier on lui donne à volonté le sein ou le biberon et c'est à bref délai la dilatation et l'atonie de l'estomac, la gastro-entérite, l'athrepsie et la mort.

A toutes ces mères il faut venir en aide en leur assurant du bon lait, en les instruisant et en leur donnant des conseils utiles et la possibilité de garder une place à leur enfant au foyer domestique.

Ainsi donc la Goutte de Lait devient une véritable école de morale en action en même temps qu'une œuvre sociale, car sous son influence la courbe de la mortalité infantile s'est régulièrement abaissée.

Ce n'est qu'en 1892 que furent faites en France les premières distributions de lait que l'on dénomma « Gouttes de Lait ». A cette époque on en comptait à peine une dizaine. Mais grâce à la science et à la philanthropie, les Gouttes de Lait devaient se propager.

En effet, ce qu'il y a 25 ans était impossible est devenu aujourd'hui relativement aisé ; car par la pasteurisation, par la stérilisation, par l'asepsie de la traite, on retarde et l'on entrave les fermentations du lait

Cette base scientifique, certes très importante, n'eût pas été suffisante pour mener à bien l'œuvre des Gouttes de Lait, si elle n'avait pas été favorisée et soutenue par le concours de bonnes volontés qui s'est rallié autour des médecins.

Il est de toute justice de rendre ici hommage aux dames qui, avec leur cœur de mère, ont voulu participer à ces œuvres de bienfaisance nouvelles.

C'est grâce à une de ces initiatives privées, nous devons le dire, au grand cœur et à la générosité dé Madame W. K. Vanderbilt, que nous avons pu créer dans le quartier de la Porte Dauphine, rue Léonard-de-Vinci (XVIe arrondissement) la Goutte de Lait où chaque semaine viennent à nous les mères nécessiteuses accompagnées de leurs nourrissons.

Or cette Goutte de Lait a été créée avec intention dans un quartier parisien riche. — Car il faut bien dire que les quartiers populeux ne sont pas les seuls où règne la misère. Elle est partout et les quartiers pauvres sont au contraire mieux favorisés par l'existence, dans leur centre, d'hôpitaux et d'œuvres charitables privées.

En même temps que la Goutte de Lait, fonctionne une consultation des nourrissons où toutes les mères sont assurées de trouver pour leurs enfants malades des soins, des conseils et aussi des médicaments.

Ce fonctionnement n'est du reste qu'une partie de la grande œuvre du Dispensaire de la rue Léonard-de-Vinci, où trois fois par semaine sont traitées les maladies des deux sexes et de l'enfance.

Là, fonctionne tout particulièrement un service de gynécologie qui permet à toutes les mères de pouvoir se faire traiter, sans avoir besoin d'être hospitalisées et d'abandonner ainsi leur besogne journalière.

Nous aurons du reste l'occasion de publier les résultats du fonctionnement du service de gynécologie.

Ainsi donc le Dispensaire de la rue Léonard-de-Vinci forme une œuvre générale, médicale et philanthropique dans le XVIe arrondissement et principalement les quartiers de la Porte Dauphine et de Chaillot qui sont très pauvres en Dispensaires gratuits.

Est-il besoin de dire qu'il nous vient des mères, des enfants et des malades des différents quartiers de Paris et qu'ils sont toujours très bien accueillis ?

Avant d'exposer le fonctionnement et les résultats que nous avons obtenus à la Goutte de Lait et à la Consultation des nourrissons, qu'il nous soit permis d'adresser à Madame W. K. Vanderbilt toute l'expression de notre profonde reconnaissance et nos remerciements sincères pour la grande et belle œuvre qu'elle a fondée, dont elle s'occupe avec tant de dévouement et à laquelle elle consacre une si grande partie de son temps.

Nous ne pensons pas blesser la modestie de Madame G. Munrôe en la remerciant de son initiative et de sa collaboration de tous les instants dans cette œuvre de bienfaisance. Quels services précieux n'a-t-elle pas rendus depuis trois années qu'elle fait, avec une grande exactitude, la pesée des nourrissons!

Enfin nous remercions bien sincèrement nos assistantes MM^lles^ H. Goloub et R. Gautier, et nos deux infirmières dévouées Mme Moisson et Mlle d'Orival qui, par leur intelligence et leur savoir, nous sont d'un si grand secours.

FONCTIONNEMENT DE LA GOUTTE DE LAIT et de la CONSULTATION DES NOURRISSONS

Généralités. — A l'Hôpital-Dispensaire de la rue Léonard-de-Vinci, la Goutte de Lait et la Consultation des nourrissons fonctionnent sous ma direction médicale, depuis sa création en mai 1905. En mars 1907 le docteur Genevoix est devenu mon assistant et mon collaborateur.

A l'époque où paraît cette brochure, notre Goutte de Lait a près de trois années d'existence et nous sommes heureux de constater qu'au point de vue des gastro-entérites notre mortalité est nulle, comme nous le verrons par les statistiques qui suivent.

Cependant il faut bien dire que notre clientèle est assez différente de celle des Maternités où il est institué aussi une Goutte de Lait. Dans celles-ci n'y viennent en effet que les mères qui y ont accouché. La plupart des nourrissons qu'elles y amènent sont nourris au sein, environ 75 p. 100. On possède sur chaque mère et chaque enfant des renseignements relatifs à l'accouchement qu'il nous est bien difficile d'avoir avec exactitude.

Bien au contraire nous recevons surtout des enfants au biberon, environ 75 p. 100, et beaucoup d'entre eux ont à leur entrée des troubles plus ou moins graves des fonctions digestives. Nous avons ainsi les mères qui ne savent pas élever leur enfant au biberon ou celles qui n'ont pas le moyen d'acheter le lait nécessaire à l'alimentation de l'enfant.

Si donc nous avons une statistique de mortalité aussi encourageante, c'est à force de sollicitude,

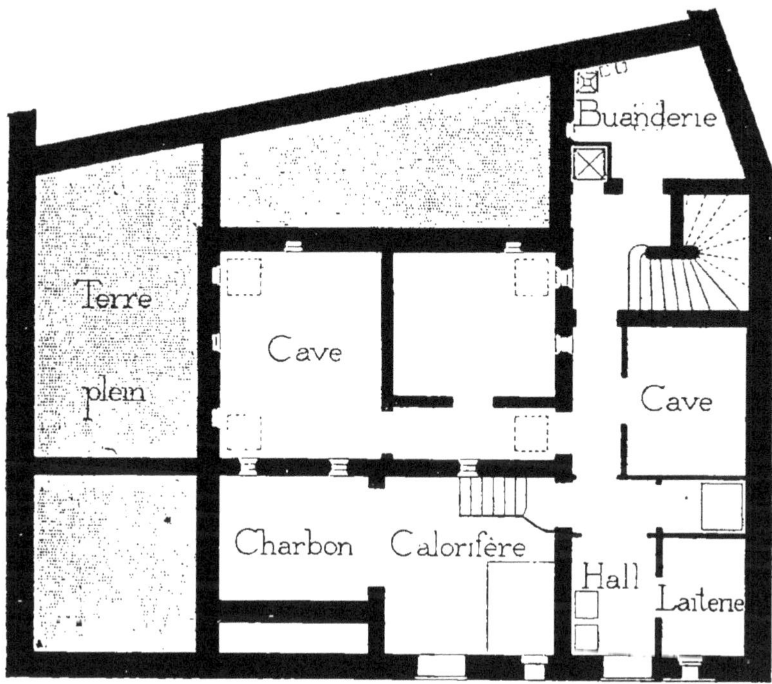

SOUS-SOL

de conseils, de soins, de traitements, de médicaments, toutes choses que les mères trouvent réunies à notre Goutte de Lait.

Il n'est peut-être pas inutile de signaler que

dans notre Hôpital-Dispensaire nous n'avons pas d'administration. Chacun de nous, aussi bien médecins, assistants qu'infirmières, a son indépendance et en même temps la responsabilité de ses actes et ne peut en aucune façon rejeter son incurie

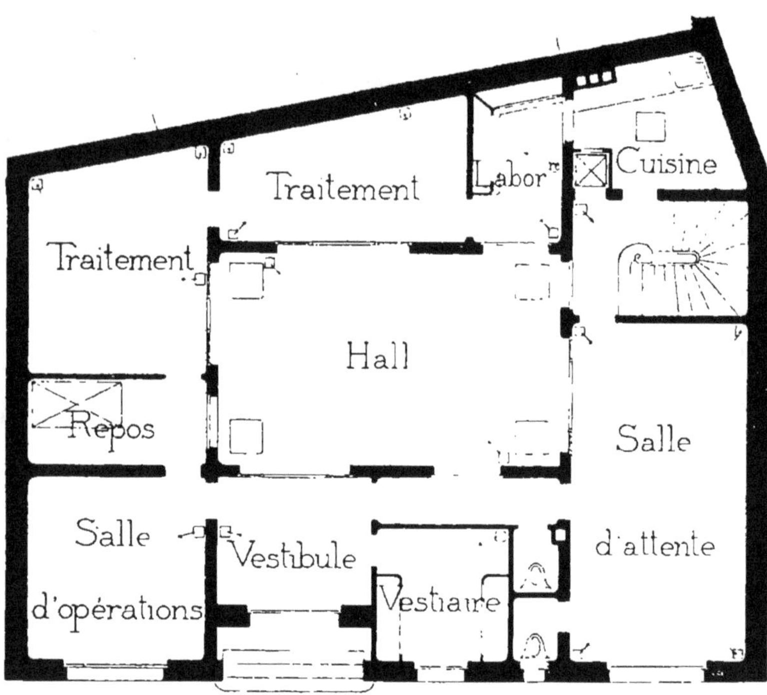

REZ-DE-CHAUSSÉE

ou ses fautes sur les autres, comme cela se passe malheureusement trop souvent dans les Etablissements ou « règne une Administration ». Et cependant, à notre Dispensaire, tout marche presque militairement et nous n'avons jamais été sujets aux récriminations ou aux plaintes. Nous devons cela, je pense, à notre autonomie.

La salle d'attente.—La salle d'attente, à laquelle

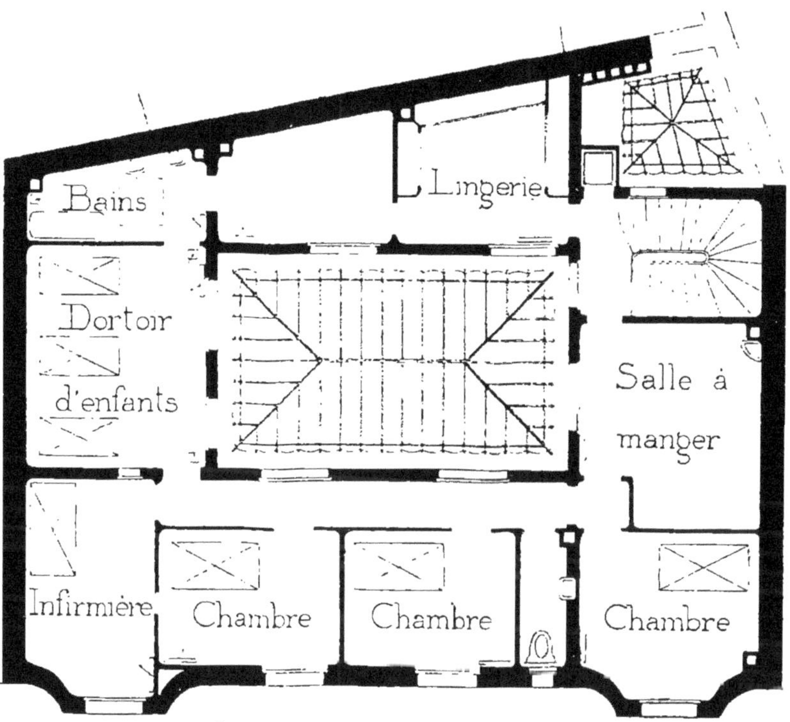

1er ÉTAGE

se trouve annexée la salle des pesées, est très vaste et bien aérée. Elle a 7 mètres de longueur sur 4 mètres de largeur et 5 mètres de hauteur. L'aération se fait par une grande baie vitrée (2 m. de

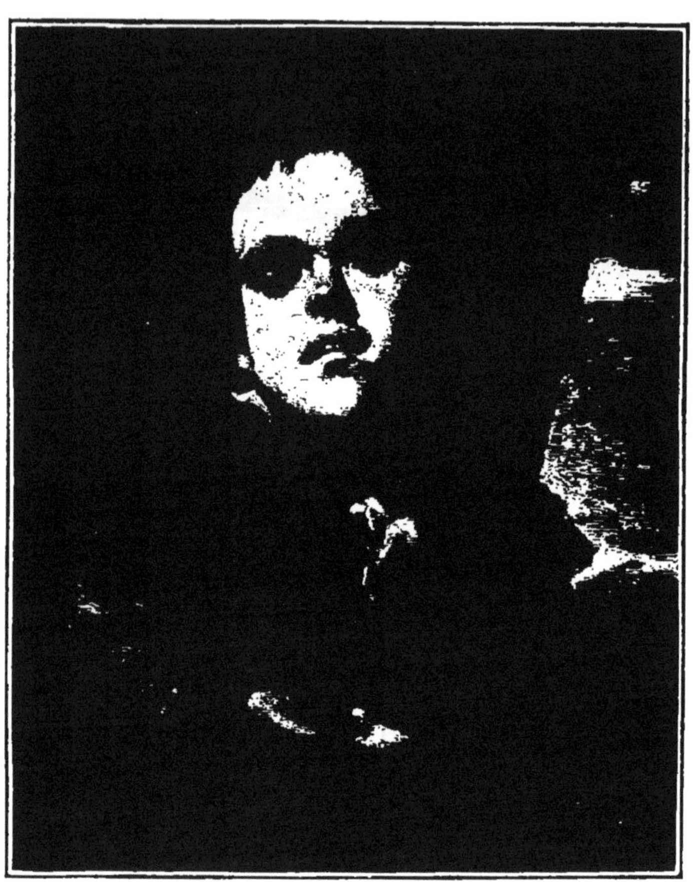

L'Idiot. — D'après Velasquez.

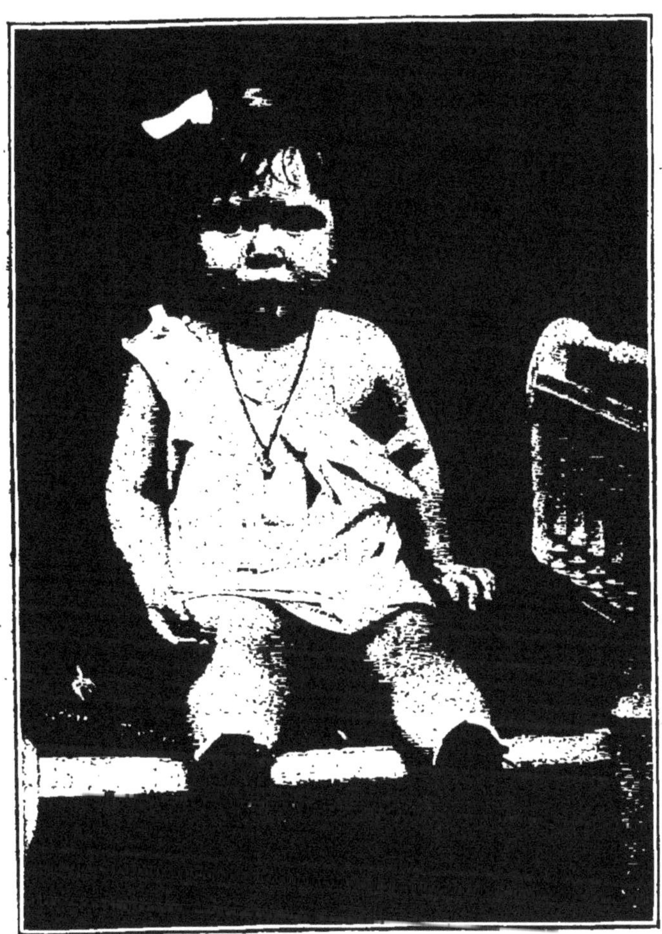

Robert L... 24 mois. — Médaille d'honneur au concours des bébés (1907).

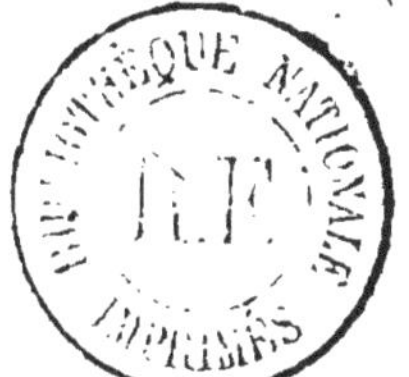

large sur 3 m. 5 de hauteur). A la partie supérieure de cette baie se trouvent disposés des vasistas qui permettent facilement de renouveler l'air.

Cette salle représente le type d'une pièce offrant toutes les conditions requises pour une désinfection facile et rapide. Pas de corniches, tous les angles sont arrondis. Elle est pavée avec des carreaux de ciment que l'on peut facilement laver. Les murs sont recouverts jusqu'à une hauteur de 1 m. 60 de « Revêtements Josz ».

Grâce à un appareil particulier, il se dégage dans la salle des vapeurs de bourgeons de sapin qui se mêlent à l'air respirable et qui lui donnent une odeur agréable. Ces produits balsamiques ont une influence très heureuse sur les voies respiratoires des nourrissons surtout en hiver où les bronchites sont si fréquentes.

Sur les murs de la salle d'attente se trouvent affichés des règlements, des maximes, des règles hygiéniques, des tableaux représentant l'accroissement des nourrissons suivant l'âge, l'évolution des dents, la quantité de lait prise par tetée, etc.

On y voit aussi une reproduction du tableau de Velasquez, représentant un enfant idiot, enfant taré d'alcoolique ou d'avarié, et à côté pour le contraste la photographie d'un de nos plus beaux bébés. Ces deux portraits sont du reste reproduits dans notre brochure (1). Il nous a paru intéressant de repro-

(1) Voir pages 16 et 17.

duire aussi les différentes pancartes qui sont affichées dans notre salle d'attente :

La Goutte de Lait

Lutte contre la mortalité infantile.
Donne des conseils aux mères.
Encourage l'allaitement maternel.
Distribue du lait quand le sein fait défaut ou est insuffisant.

Vaccination le 1er Mardi du Mois

LE MARDI A 1 h. 1/2

CONSULTATION POUR LES NOURRISSONS

Après la Consultation et la Pesée

Distribution du Lait

RÈGLEMENT

1° Les mères ont l'obligation formelle de présenter leurs nourrissons tous les huit jours sous peine d'exclusion.

2° Des tetines et biberons de modèle spécial seront distribués gratuitement.

3° Le lait ne sera donné que sur un bon signé du médecin. On est prié de rapporter les bouteilles vides.

CONSEILS AUX MÈRES

Il faut prescrire le maillot complet. Car plus l'enfant a de liberté dans ses mouvements, plus il devient robuste et bien conformé.

Il faut rejeter le serre-tête.

Chaque semaine, immédiatement avant une tetée, donner un bain tiède de 1 minute.

Ne pas laisser s'accumuler la crasse ou des croûtes sur la tête.

Ne jamais bercer l'enfant et ne pas le lever quand il crie, si ce n'est à l'heure de la tetée.

L'enfant ne couchera jamais avec une grande personne.

Régler le sommeil ; vers six mois, on tiendra l'enfant alors éveillé tout l'après-midi. Ne pas le bercer pour l'endormir, le coucher après la tetée et le laisser ; il s'endormira tout seul.

Chambre aérée d'une température de 16°.

A 9 mois, remplacer une tetée par un potage fait de lait et de fécule ou de pain.

A 10 mois donner 2 potages par jour à la place de 2 tetées.

Enfin, quand l'enfant a 16 dents, ne plus lui donner le sein.

Pour dégoûter l'enfant du sein, on badigeonnera le mamelon avec une solution d'aloès. Ne jamais donner de viande à l'enfant tant qu'il n'a pas ses 20 dents.

Ne donner à l'enfant aucun sirop, et ne pas le laisser sucer de linges sales.

Ne mettre l'enfant sur les pieds qu'à 10 mois et ne pas le fatiguer. Le laisser se traîner à terre et se relever tout seul. Pas de chariot.

Faire vacciner l'enfant dans les premières semaines qui suivent la naissance.

Pesées

Poids moyen des Nourrissons (en grammes)

Age	Poids total :	AUGMENTATIONS		
		Mensuelle	Hebdom^re	Quotidienne
Naissance	Garçons : 3.250 Filles : 3.000			
1er mois...	4.000	918	214,2	30,6
2e — ...	4.700	930	217	31
3e — ...	5.350	822	191,8	27,4
4e — ...	5.950	672	156,8	22,4
5e — ...	6.500	540	126	18
6e — ...	7.000	444	103,6	14,8
7e — ...	7.450	384	89.6	12,8
8e — ...	7.850	342	79,8	11,4
9e — ...	8.200	330	77	11
10e — ...	8.500	252	58,8	8,4
11e — ...	8.750	222	51,8	7,4
12e — ...	8.950	168	39,2	5,6
2 ans.....	11.000			

Dentition Normale

Ordre dans lequel apparaissent les dents	Moment où elles percent
1re et 2e incisives inférieures......	de 6 à 9 mois.
1re et 2e — supérieures...... 3e et 4e — supérieures......	de 8 à 10 mois.
1re et 2e molaires supérieures...... 3e et 4e incisives inférieures....... 1re et 2e molaires inférieures.......	de 12 à 15 mois.
1re et 2e canines inférieures....... 1re et 2e — supérieures.......	de 18 à 24 mois.
3e et 4e molaires supérieures...... 3e et 4e — inférieures.......	de 30 à 36 mois.

Entrée des mères et des nourrissons. — A mesure que les mères entrent avec leur nourrisson dans le hall du Dispensaire, l'infirmière fait un véritable triage et ne laisse pénétrer dans la salle d'attente que les enfants sains.

S'il se présente des enfants suspects de maladies contagieuses (coqueluche, rougeole, etc.), ils sont mis à part dans une salle de consultation où ils sont examinés aussitôt par l'un de nous, soignés et envoyés suivant le cas chez eux ou dans un service spécial d'hôpital après avoir fait à la mère toutes les recommandations nécessaires. Ce « triage » bien fait supplée un peu aux inconvénients que présente l'agglomération d'enfants.

Inscription et pesée du nourrisson.— Le nourrisson sain qui a été admis est inscrit sur une fiche qui est ensuite classée dans un répertoire en carton. Cette fiche contient toutes les indications indispensables : nom, date de naissance, adresse, puis quatre colonnes pour la date des pesées, les poids, les différences, les quantités de lait à donner dans les 24 heures, enfin une large colonne où sont consignés tous les détails utiles : accouchements multiples, fausses couches, mode d'allaitement antérieur, maladies antérieures, état actuel du nourrisson, etc Il est alors facile de tout consigner sur cette fiche qui reste au Dispensaire et constitue le dossier médical de l'enfant.

Les pesées sont faites tous les 8 jours et les

poids consignés sur la fiche observation. Les nourrissons sont pesés nus pour diminuer les causes d'erreur déjà si fréquentes. La corbeille dans laquelle on couche l'enfant est revêtue d'une serviette et d'un papier japon qu'on change à chaque pesée.

Consultation. — Après la pesée, le nourrisson est présenté à la consultation. Nous interrogeons la mère sur les incidents qui ont pu se produire depuis la dernière visite, puis nous passons à l'examen de l'enfant. L'augmentation de poids est-elle normale, l'appétit bon, les selles régulières, l'enfant gai? Suivant l'état de l'enfant nous donnons à la mère les indications nécessaires pour l'allaitement et prescrivons un traitement. Si l'enfant a déjà été, la séance précédente, l'objet de soins particuliers, nous tâchons de nous rendre compte si la mère a bien compris nos conseils et si elle les a suivis. Si non, nous les renouvelons, nous en donnons de nouveaux.

Nous complimentons les mères dont les enfants sont les plus propres et les mieux soignés. Nous reprimandons celles dont les nourrissons sont mal tenus. Tout est expliqué à haute voix. Les reproches faits doucement, pour ne pas blesser ou rebuter les mères, sont publics, de même que les compliments. Il se fait ainsi petit à petit une véritable émulation et la plupart de nos enfants, au début si malpropres, sont maintenant bien tenus, beaux à voir, agréables à caresser.

Comme, en premier lieu, nous luttons pour l'allaitement des nourrissons par les mères elles-mêmes, lorsqu'une mère vient pour la première fois demander du lait pour son enfant, nous l'examinons très rigoureusement ; nous recherchons la cause qui l'empêche de nourrir ; nous voyons si l'enfant est sain, bien portant, s'il a le poids correspondant à son âge. Si peu que la mère ait du lait nous l'engageons à le donner à son enfant, à moins que son état de santé s'y oppose. Nous lui exposons les avantages d'une telle pratique pour elle et son bébé. Puis nous fixons la quantité de lait stérilisé à donner en supplément.

Dans ce cas, comme il y a souvent hypogalactie chez la femme, nous recourons aux galactagogues. Nous employons suivant les cas : la somatose, le lactagol, les farines que nous délivrons aux mères séance tenante.

Si la mère est anémique, et mal nourrie, elle reçoit des ferrugineux, des toniques, des farines, des laits condensés.

Si au contraire la femme a du lait en quantité suffisante et de bonne qualité, nous insistons pour qu'elle nourrisse, nous tâchons de réveiller son amour maternel endormi, nous lui faisons donner un secours en layettes, nous l'engageons à venir régulièrement à la consultation où son enfant sera surveillé, pesé, soigné gratuitement en cas de maladie ; mais jamais dans ce cas nous ne donnons du lait.

Enfin si la mère est dans l'impossibilité absolue de nourrir, soit par agalactie totale, soit que son état général s'y oppose, nous ordonnons la quantité de lait nécessaire suivant l'âge et le poids de l'enfant. Nous lui prescrivons les conseils d'hygiène appropriés, en insistant tout particulièrement sur les dangers de la suralimentation et sur l'utilité de bien régler les tetées.

Le lait. — Nous donnons aux mères le lait stérilisé industriellement tout de suite après la traite, à l'endroit de sa production. La stérilisation absolue est obtenue dans des autoclaves à vapeur sous une pression de plusieurs atmosphères qui portent le lait à des températures de 110° environ. On n'a pas à craindre ainsi les accidents observés lorsque le lait frais importé à Paris a été stérilisé trop tardivement, c'est-à-dire des toxi-infections gastro-intestinales plus ou moins graves. Ce mode de stérilisation nous permet de distribuer la quantité de lait nécessaire pour l'alimentation des nourrissons pendant une semaine ; ce qui est très important, car cette distribution hebdomadaire évite aux mères un dérangement journalier qui leur est parfois difficile et coûteux avec leur nourrisson.

Ce lait stérilisé industriellement est en effet le seul qui donne une sécurité à peu près absolue et qui puisse se conserver plusieurs semaines à condition que l'embouteillage ait été bien fait.

De plus ce lait n'a pas perdu par la chaleur ses

propriétés physiologiques et biologiques, la caséine est très heureusement modifiée et sous l'influence des sucs digestifs se prend en fins grumeleaux semblables à ceux produits par le lait de femme ; les enfants le digèrent aisément.

Celui que nous employons renferme :

35 à 45 grammes de beurre par litre.
80 à 91 — de caséine, sels, sucre de lait.
3 à 4 — de phosphate terreux.

L'avantage de ce lait sur le lait stérilisé à domicile est que ce lait est en général soumis à la stérilisation tout de suite après la traite et que tous les microbes et leurs spores y sont détruits, à une température de 110°, tandis que dans le « lait stérilisé par la méthode de Soxblet », la température de stérilisation étant inférieure à 100°, persistent les spores des ferments de la caséine. les ferments lactiques étant seuls détruits. Il en résulte que le lait ainsi stérilisé doit être consommé dans les 24 heures. D'autre part, le lait, qui n'arrive le plus souvent que de longues heures après la traite et non sans avoir eu des transvasements multiples, peut avoir subi déjà des fermentations qui le chargent de toxines et rendent illusoire la stérilisation.

Nous recommandons aux mères, avant d'employer le lait stérilisé, de toujours s'assurer s'il a bon aspect et couleur normale, s'il ne dégage aucune mauvaise odeur à l'ouverture de la bouteille, s'il n'a aucun mauvais goût (le lait stérilisé ayant seulement une saveur de lait cuit).

Si la crème est remontée à la surface, nous leur indiquons de la mélanger au lait, en agitant la bouteille avant de l'ouvrir et après l'avoir plongée dans l'eau tiède.

Nous distribuons à chaque mère des bouteilles graduées d'une contenance de 200 grammes auxquelles sont adaptées des tetines en caoutchouc.

Nous recommandons aux mères de ne mettre dans ce biberon que la quantité nécessaire pour une seule tetée et de ne jamais donner du lait ayant séjourné dans la bouteille.

Avant chaque tetée, le biberon et la tetine seront bouillis.

Si le lait que nous distribuons doit être coupé, nous disons aux mères d'ajouter en proportions voulues de l'eau bouillie légèrement sucrée et de faire tiédir le tout au bain-marie.

Alimentation normale des Nourrissons

Voici la façon dont nous procédons en général pour l'alimentation des nourrissons Pendant les trois ou quatre premiers mois nous employons le lait coupé d'un tiers d'eau sucrée bouillie.

Après quatre ou cinq mois, les bébés supportent bien en général le lait pur.

Voici un tableau comparatif de la composition

du lait de femme, du lait de vache pur et du lait de vache coupé dans la proportion d'un tiers.

Pour 1.000 centimètres cube	CASÉINE	SUCRE	BEURRE	SELS
Lait de femme	15	63	38	2.5
Lait de vache	33	55	57	6
Mélanges de deux parties de lait de vache et une partie d'eau sucrée à 10 pour 100...........	22	63	38	4

Ainsi que nous le voyons par ce tableau, le lait coupé d'un tiers d'eau bouillie sucrée se rapproche le plus du lait maternel. La quantité de caséine et de beurre est diminuée et de ce fait le lait est plus digestible.

La question de la réglementation des tetées est de la plus haute importance, aussi enseignons-nous aux mères que l'enfant doit prendre le lait soit au sein, soit au biberon, à doses régulièrement espacées, en quantité proportionnée à son âge.

Jusqu'à 6 mois environ nous prescrivons 7 tetées en 24 heures dont 6 de jour, espacées de 2 heures et demie en 2 heures et demie, et une de nuit. A partir de 6 mois, on supprime celle de nuit.

Quant à la quantité de lait que nous prescrivons généralement, elle est représentée dans le tableau suivant (page 29).

Ce tableau est affiché dans la salle d'attente à côté des autres tableaux qui ont été reproduits dans ce mémoire (pages 19-20-21). De plus ils ont été imprimés sur des fascicules que nous distribuons aux mères.

Quantité de lait prise par tetée :

AGE	Nombre de tetées par 24 heures		Fréquence des tetées	Volume de chaq. tetée	Volume de lait p. 24 h.
				CC	CC
1 à 3 jours	3 ou 4	Lait coupé d'un 1/3 ou 1/4 d'eau sucrée bouillie.	»	10 à 15	40 à 50
4 —	8		Toutes les 2 heur.	35	280
8 —	8		—	50	400
15 —	8		—	65	520
21 —	8		—	70	560
4 semaines	7		Toutes les 2 h. 1/2	90	630
6 —	7		—	100	700
2 mois	7		—	110	770
3 —	7		—	120	840
4 —	6	Lait pur	Toutes les 3 heur.	150	900
5 —	6		—	155	930
6 —	6		—	160	960
8 —	6		—	165	990
10 —	6		—	170	1020
12 —	6		—	180	1080

Du reste, la quantité de lait que nous donnons peut varier suivant le poids de l'enfant ou ses troubles de nutrition. Ainsi que nous l'avons dit, chaque semaine, sur une fiche spéciale à chaque enfant, sont notés les variations de poids positives ou négatives, les troubles et les affections diverses qui existaient à l'arrivée de l'enfant ou qui surviennent au cours de l'allaitement.

La balance est donc notre souverain guide pour apprécier les phases diverses de l'accroissement d'un nourrisson, car grâce à l'inspection des courbes de croissance, nous avons d'un coup d'œil la manière dont le lait est utilisé par le nourrisson.

Par les variations négatives du poids, la balance nous montre que la suralimentation. loin d'activer la croissance, la retarde. Elle nous renseigne aussi quand la ration est trop réduite.

Si la balance nous permet de nous rendre compte avec exactitude de la croissance normale, elle nous est également nécessaire pour enregistrer les troubles de la nutrition et de l'accroissement qui sont alors indiqués par une stagnation ou un abaissement de poids. Du reste les perturbations qui peuvent survenir dans la croissance d'un nourrisson sont extrêmement variées suivant les causes qui interviennent : maladies aiguës ou chroniques, tares héréditaires (alcoolisme, avarie, tuberculose, etc.).

Sevrage. — A partir du 9e mois nous faisons remplacer l'une des tetées par une bouillie (crème de riz, d'orge). Puis nous augmentons d'une bouillie au bout de 3 semaines, et avec deux bouillies quotidiennes nous donnons seulement 3 à 4 biberons de 100 gr. dans les 24 heures.

Au 12e mois, nous prescrivons deux bouillies ou une bouillie et un œuf, des panades faites avec du pain grillé ou des biscottes, et quatre timbales de lait.

De 12 à 18 mois, un litre de lait par jour ; en plus un œuf à la coque, volaille coupée très menue, purée de pommes de terre, bouillies et potages.

A partir de 18 mois, nous faisons ajouter aux aliments des pâtes, des crèmes, des fruits cuits et passés (pruneaux), des biscuits et trois timbales de lait (de 200 à 250 gr.).

Plus tard à partir de deux ans, seulement un peu de cervelle, de viande grillée et hachée, des purées de légumes secs et verts.

Alimentation des Nourrissons malades

Diète hydrique. — Lorsqu'il se présente à nous un nourrisson atteint de troubles digestifs, se manifestant par des vomissements ou de la diarrhée et persistant malgré une réglementation rigoureuse des tetées, nous instituons la diète hydrique. Son principe est de substituer à la quantité de lait prise par le nourrisson une quantité au moins équivalente d'eau bouillie. Ce liquide empêche la déshydratation du corps, le dessèchement des tissus, favorise l'émonction rénale et sert à laver l'organisme.

Dans les formes graves la diète hydrique doit être maintenue pendant 24 heures. On donne l'eau à la température de la chambre à raison de 50 gr. toutes les demi-heures ou de 100 grammes toutes les heures suivant la soif de l'enfant.

Dans les gastro-entérites légères, la diète hydrique peut être de moindre durée, soit de 6 à 18 heures. Si au bout de ce temps les vomissements ont disparu, si la diarrhée est dissipée, on reprend prudemment l'alimentation : une tetée toutes les heures de 30 à 40 grammes de lait.

Si les accidents n'ont pas cédé, la diète hydrique peut être prolongée pendant 24 heures encore.

Diète féculente. — Cependant la diète hydrique maintenue pendant aussi longtemps est débilitante, aussi avons-nous recours dans ces cas à la diète féculente.

Elle consiste à employer, au lieu de l'eau bouillie, de la décoction de céréales à laquelle nous ajoutons aussi le bouillon de légumes préparé de la façon suivante :

On met dans une marmite couverte pour un litre d'eau :

Carottes	65 gr.
Pommes de terre.	65 —
Navets	25 —
Pois ou haricots verts	25 —

On fait bouillir pendant 4 heures et on ajoute après cuisson 5 grammes de sel pour un litre de bouillon (ce bouillon doit être préparé tous les jours et employé frais). Avec ce bouillon employé au lieu de lait on prépare des bouillies claires à la crème de riz.

Cette alimentation féculente exclusive, empêchant les putréfactions azotées, permet de retarder la prise de l'alimentation lactée et de prolonger ainsi la diète hydrique. Nous avons à cet effet des paquets contenant différentes céréales (froment, maïs, avoine, riz, orge), que nous distribuons aux mères quand cela est nécessaire.

Antisepsie intestinale. — Après la diète hydrique nous avons l'habitude de donner le plus souvent à l'enfant un petit purgatif pour faire l'antisepsie de son intestin Nous donnons volontiers le calomel que nous faisons prendre le matin à jeun dans une cuillerée d'eau aux doses suivantes :

0,05 centigrammes pendant les 3 premiers mois ;

0,10 centigrammes de 3 à 12 mois ;

0,15 centigrammes après 12 mois.

Chaque paquet que nous distribuons est composé d'une de ces doses de calomel uni à un peu de sucre en poudre.

Nous complétons souvent, suivant les cas, le traitement, par des lavages d'intestin que nous faisons nous-mêmes au dispensaire, car nous pensons qu'en raison de leur technique spéciale les mères ne peuvent guère les pratiquer elles-mêmes.

Sérum marin isotonique. — Nous avons aussi, dans les cas graves de gastro entérite, des résultats très heureux en pratiquant des injections hypodermiques de sérum marin isotonique. Nous injectons, suivant l'âge, de 15 à 40 grammes de sérum que nous renouvelons tous les jours ou tous les deux jours.

Ces injections ont un double but :

1° De faire pénétrer dans la circulation une grande quantité de liquide pour parer aux inconvénients des déperditions intestinales ;

2° De relever l'énergie de l'organisme en augmentant la tension sanguine, en favorisant l'accroissement du chiffre des hématoblastes et en réminéralisant l'organisme.

Citrate de soude. — Lorsque dans les gastroentérites aiguës, suraiguës et chroniques les vomissements sont fréquents, nous employons volontiers le citrate de soude. Nous donnons au nourrisson suivant la technique de Variot après chaque tetée une cuillerée à bouche d'une solution de citrate de soude à 5 grammes pour 300 grammes d'eau bouillie ; chaque cuillerée à soupe de cette solution contient 0,25 de citrate de soude. Si le nourrisson est très jeune et ne prend par tetée que 60 à 80 grammes de lait, nous ne donnons qu'une cuillerée à dessert. Si l'enfant refuse de prendre cette solution, nous la mélangeons au lait, mais la première façon d'administrer le citrate paraît plus efficace.

On peut augmenter sans danger la dose si les effets ne sont pas satisfaisants et on la diminue graduellement quand les troubles dyspeptiques cessent.

Produits alimentaires et médicaments distribués à la Goutte de Lait. — Citons enfin les produits fréquemment en usage à notre Goutte de Lait et que nous distribuons aux mères.

Parmi les produits alimentaires : les farines, les décoctions de céréales, les malts, les laits condensés, les laits condensés aux hypophosphites.

Parmi les médicaments : les formiates de fer, l'huile de foie de morue, le calomel et la poudre dermique à base d'acide picrique que nous employons dans les érythèmes fessiers des nouveau-nés et dans toutes les éruptions concomitantes des troubles gastro-intestinaux, les eczémas, etc.

Nous sommes heureux de dire que depuis deux ans nous employons avec succès, dans les hernies ombilicales des nourrissons, un bandage ombilical, « l'ombiline », qui est préparé au moyen d'un sparadrap spécial n'irritant pas la peau. L'emplâtre est appliqué sur le nombril préalablement aseptisé. L'emplâtre ne s'enlève pas dans le bain et on peut le laisser aussi longtemps que l'enfant n'a pas de démangeaison.

Vaccination

Le nourrisson qui vient pour la première fois à notre Goutte de Lait est vacciné à moins qu'il l'ait été avec succès quelques mois auparavant.

La vaccination a lieu, d'une façon générale, tous les premiers mardis du mois et ce jour-là il nous vient même des enfants qui ne sont pas des habitués de notre Goutte de Lait.

Voici quels sont les avantages qui résultent de la création d'un service régulier de vaccination dans le Dispensaire de la rue Léonard-de-Vinci :

1° Le service de vaccination contribue à diffuser la pratique de la vaccination dans la classe populaire ; il sert en même temps au développement de la prophylaxie antivariolique ;

2° Il peut être utilisé comme champ d'observation par un Institut vaccinogène et servir à contrôler la virulence du vaccin qu'il prépare. De cette façon le service de vaccination contribue au perfectionnement de la méthode Jennerienne.

Le vaccin dont nous nous servons est pur, inoffensif et de virulence connue. La purification s'obtient par un séjour de quelques semaines dans la glycérine ; l'innocuité est garantie par l'abatage et l'autopsie de l'animal vaccinifère.

Résultats. Conclusion

Ainsi qu'on peut le constater par la lecture des chapitres précédents, nous avons rue Léonard-de-Vinci, annexée aux services de médecine et de chirurgie, une Œuvre générale et complète pour les enfants du premier âge. Le nourrisson que nous recevons dans notre Goutte de Lait est assuré d'avoir tout ce qu'il lui faut : le lait, les farines, les décoctions de céréales, et les médicaments, si cela est nécessaire.

Ajoutons qu'aux nourrissons les plus nécessiteux

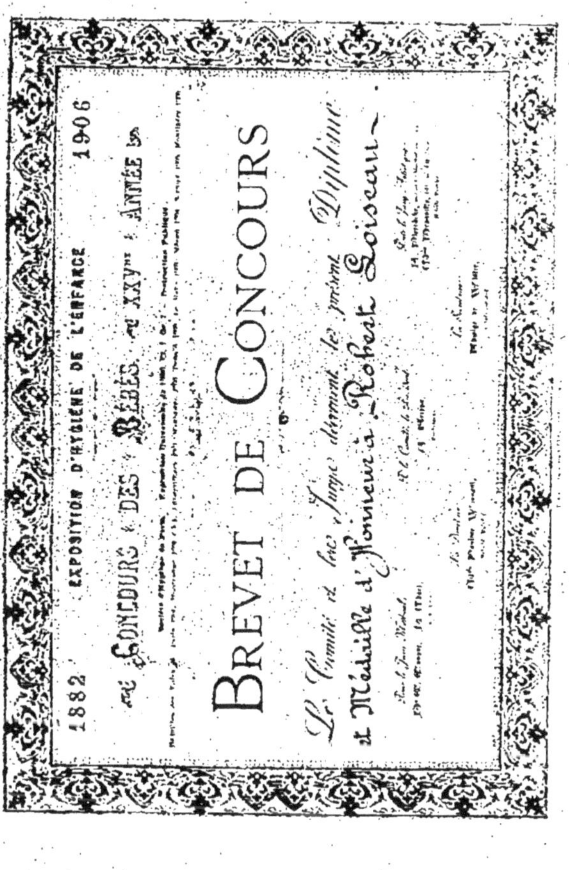

1882 EXPOSITION D'HYGIÈNE DE L'ENFANCE 1906

CONCOURS DES BÉBÉS XXVME ANNÉE

BREVET DE CONCOURS

Le Comité et le Jury décernent le présent Diplôme et Médaille d'Honneur à Robert Loiseau

il est distribué tout le petit habillement nécessaire à la première enfance (langes, brassières, robes, chaussons, etc.).

Enfin cette année, pour donner une émulation aux mères, nous avons organisé un concours de bébés. A cet effet nous les divisons en 3 catégories :

1° enfants élevés au sein ;
2° — — artificiellement ;
3° — — à l'alimentation mixte.

Nous avons distribué des récompeness aux mères dont les enfants étaient les plus beaux.

Nous reproduisons du reste dans cette brochure la photographie d'un de nos enfants primés, le petit Robert L., âgé de 24 mois Cet enfant qui jusqu'à l'âge de 11 mois a été élevé au sein est nourri depuis avec notre lait stérilisé. Le 1er octobre 1907. il a obtenu un diplôme et une médaille d'honneur au concours des bébés organisé par la Société d'Hygiène de Paris. Nous reproduisons ici son brevet de concours (voir page 37).

Nous terminerons cette petite étude sur le fonctionnement de la Goutte de Lait de la rue Léonard-de-Vinci en donnant un tableau statistique résumant le nombre d'enfants ayant assisté, pendant les 3 années de fonctionnement, à la Goutte de Lait et à la Consultation des nourrissons:

Nomb. d'enfants venant à la Goutte de Lait		Nourris au sein	Nourris au biberon	Nourris à l'allaitement MIXTE	SEVRÉS	Mort par gastro-entérite	proport. pour 100
Année 1905.	35	2	18	5	10	0	0
— 1906.	56	5	23	12	16	0	0
— 1907.	136	9	70	17	40	0	0

Ce tableau nous montre que pendant les années qui ont suivi l'ouverture de la Goutte de Lait nous avons eu une augmentation d'enfants très grande. Nous n'avons pas eu à enregistrer de décès par gastro-entérites.

Ces résultats nous semblent très intéressants à signaler, car il est probable que si notre statistique est aussi belle et aussi encourageante, cela est dû à ce qu'en plus des conseils que nous donnons aux mères, nous pouvons leur assurer un lait très pur et qu'avec la décoction de céréales elles peuvent donner à leur nourrisson une alimentation permettant d'arrêter la marche des gastro entérites qui tuent tant d'enfants.

TOURS IMPRIMERIE J. ALLARD.

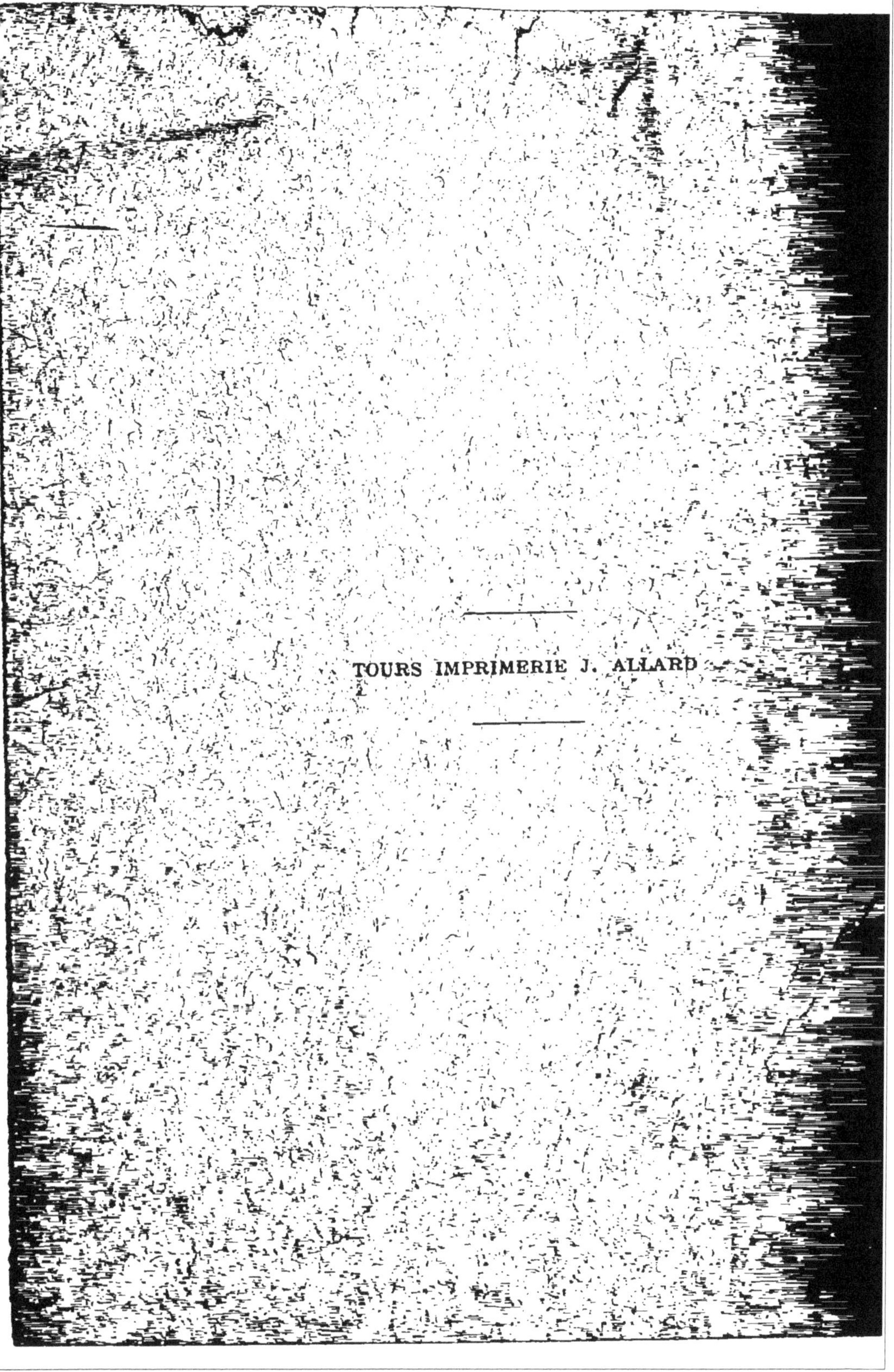

TOURS IMPRIMERIE J. ALLARD

www.ingramcontent.com/pod-product-compliance
Ingram Content Group UK Ltd.
Pitfield, Milton Keynes, MK11 3LW, UK
UKHW021956260726
13994UKWH00004B/1774

9 782329 127767